ISBN: 979-8725024319

ACKNOWLEDGEMENTS

To the Godhead, Who have always been by my side and empowered me to create these puzzles, thank you.

To those who have been a source of strength and encouragement in my life, I say thank you. Special mention must be made of my husband, Lawry, and my children (Nikáo and Caleb).

Thanks to Lecia Squires, Prophetess Nina Thomas, Monif C., and my brothers (Randy and Ross Chase) for your unwavering support.

INTRODUCTION

The puzzles in this book highlight a woman in the Bible or a group of women in the Bible who are connected by a common factor. The word scrambles (also referred to as anagrams or word jumbles) are related to the subject outlined at the top of the page.

Rearrange the letters to form a word or the name of someone related to the topic identified at the top of each page. Write the answer on a piece of paper or book then check the solution to see if your answers are correct. The solution to each puzzle immediately follows the puzzle. An example is provided in the first puzzle.

A brief section for notes is provided at the end of the book.

.

Relax and have fun as you learn.

SHULAMITE

WEIN   **W I N E**

VOLE   _____

OTMEINNT   _____

RANCEFRAG   _____

ROICEEJ   _____

GINK   _____

LLYOVE   _____

NEYARVIDS   _____

MENORNATS   _____

MRRHY   _____

KENARDSPI   _____

SHULAMITE

WEIN	**W I N E**
VOLE	**L O V E**
OTMEINNT	**O I N T M E N T**
RANCEFRAG	**F R A G R A N C E**
ROICEEJ	**R E J O I C E**
GINK	**K I N G**
LLYOVE	**L O V E L Y**
NEYARVIDS	**V I N E Y A R D S**
MENORNATS	**O R N A M E N T S**
MRRHY	**M Y R R H**
KENARDSPI	**S P I K E N A R D**

ROYALS

EHGLA _____

MABER _____

HALCIM _____

QEENU _____

HALIAATH _____

AHNOIAM _____

TIASHV _____

NESTAPEH _____

CHMAAA _____

SHERET _____

LAABIIG _____

ROYALS

EHGLA	**E G L A H**
MABER	**M E R A B**
HALCIM	**M I C H A L**
QEENU	**Q U E E N**
HALIAATH	**A T H A L I A H**
AHNOIAM	**A H I N O A M**
TIASHV	**V A S H T I**
NESTAPEH	**T A P H E N E S**
CHMAAA	**M A A C A H**
SHERET	**E S T H E R**
LAABIIG	**A B I G A I L**

WIDOW OF ZAREPHATH

IDSON   _____

GEAT   _____

TISKCS   _____

WREAT   _____

DEBAR   _____

PERAREP   _____

ROULF   _____

ONS   _____

CYTI   _____

KACE   _____

LIO   _____

WIDOW OF ZAREPHATH

IDSON	**S I D O N**
GEAT	**G A T E**
TISKCS	**S T I C K S**
WREAT	**W A T E R**
DEBAR	**B R E A D**
PERAREP	**P R E P A R E**
ROULF	**F L O U R**
ONS	**S O N**
CYTI	**C I T Y**
KACE	**C A K E**
LIO	**O I L**

SHUNAMMITE

FIEW _____

NABOTLE _____

MOOR _____

FODO _____

RACE _____

DEAH _____

RESPEAR _____

KEYDON _____

MARCEL _____

SSSDITRE _____

FETE _____

SHUNAMMITE

FIEW	**WIFE**
NABOTLE	**NOTABLE**
MOOR	**ROOM**
FODO	**FOOD**
RACE	**CARE**
DEAH	**HEAD**
RESPEAR	**REAPERS**
KEYDON	**DONKEY**
MARCEL	**CARMEL**
SSSDITRE	**DISTRESS**
FETE	**FEET**

DELILAH

ROSKE   _____

LVODE   _____

TRSEEC   _____

STRGHTEN   _____

KCOMDE   _____

RATHE   _____

TMOERNT   _____

VASEH   _____

EKENS   _____

HIRA   _____

MASSON   _____

DELILAH

ROSKE	**S O R E K**
LVODE	**L O V E D**
TRSEEC	**S E C R E T**
STRGHTEN	**S T R E N G T H**
KCOMDE	**M O C K E D**
RATHE	**H E A R T**
TMOERNT	**T O R M E N T**
VASEH	**S H A V E**
EKENS	**K N E E S**
HIRA	**H A I R**
MASSON	**S A M S O N**

JEZEBEL-KINGS

UNEUCHS   _____

GODS   _____

WWOIND   _____

JALIEH   _____

JRLZEEE   _____

CCADESUR   _____

BOTHNA   _____

AAHB   _____

TTERSLE   _____

PRPHEOST   _____

JEZEBEL-KINGS

UNEUCHS   **E U N U C H S**

GODS   **D O G S**

WWOIND   **W I N D O W**

JALIEH   **E L I J A H**

JRLZEEE   **J E Z R E E L**

CCADESUR   **A C C U R S E D**

BOTHNA   **N A B O T H**

AAHB   **A H A B**

TTERSLE   **L E T T E R S**

PRPHEOST   **P R O P H E T S**

RUTH

DATGHERU   _____

BLAERY   _____

ZOBA   _____

GLANDEE   _____

RREEAPS   _____

LDIEF   _____

OMINA   _____

BOAM   _____

FORRGEEIN   _____

TEEF   _____

LOGED   _____

RUTH

DATGHERU	**DAUGHTER**
BLAERY	**BARLEY**
ZOBA	**BOAZ**
GLANDEE	**GLEANED**
RREEAPS	**REAPERS**
LDIEF	**FIELD**
OMINA	**NAOMI**
BOAM	**MOAB**
FORRGEEIN	**FOREIGNER**
TEEF	**FEET**
LOGED	**LODGE**

HADASSAH

HEERST   _____

STAF   _____

BAQUENT   _____

KIMDONG   _____

SHIPER   _____

VAFOUR   _____

SEEPTRC   _____

SWEJ   _____

EQENU   _____

HEAIG   _____

HUSSNAH   _____

HADASSAH

HEERST	**E S T H E R**
STAF	**F A S T**
BAQUENT	**B A N Q U E T**
KIMDONG	**K I N G D O M**
SHIPER	**P E R I S H**
VAFOUR	**F A V O U R**
SEEPTRC	**S C E P T R E**
SWEJ	**J E W S**
EQENU	**Q U E E N**
HEAIG	**H E G A I**
HUSSNAH	**S H U S H A N**

ELISABETH

RRENBA   _____

OJHN   _____

PROARECH   _____

AROAN   _____

REOHTUSIG   _____

ACHZAARIS   _____

WMBO   _____

HDI   _____

COURTYN   _____

VICEO   _____

DFILLE   _____

ELISABETH

RRENBA	**BARREN**
OJHN	**JOHN**
PROARECH	**REPROACH**
AROAN	**AARON**
REOHTUSIG	**RIGHTEOUS**
ACHZAARIS	**ZACHARIAS**
WMBO	**WOMB**
HDI	**HID**
COURTYN	**COUNTRY**
VICEO	**VOICE**
DFILLE	**FILLED**

JAEL

TTEN   _____

EEBHR   _____

ERASIS   _____

MENTAL   _____

DECORVE   _____

LKIM   _____

LAIN   _____

SALPEE   _____

BARKA   _____

HMMARE   _____

PTEELM   _____

JAEL

TTEN	**TENT**
EEBHR	**HEBER**
ERASIS	**SISERA**
MENTAL	**MANTLE**
DECORVE	**COVERED**
LKIM	**MILK**
LAIN	**NAIL**
SALPEE	**ASLEEP**
BARKA	**BARAK**
HMMARE	**HAMMER**
PTEELM	**TEMPLE**

ISSUE OF BLOOD

LAGPUE   _____

RAGTEMN   _____

HINDBE   _____

TEDOUCH   _____

HELOW   _____

THAIF   _____

DRAUGHTE   _____

HELDEA   _____

RTUEIV   _____

RUTTH   _____

EEACP   _____

ISSUE OF BLOOD

LAGPUE	**P L A G U E**
RAGTEMN	**G A R M E N T**
HINDBE	**B E H I N D**
TEDOUCH	**T O U C H E D**
HELOW	**W H O L E**
THAIF	**F A I T H**
DRAUGHTE	**D A U G H T E R**
HELDEA	**H E A L E D**
RTUEIV	**V I R T U E**
RUTTH	**T R U T H**
EEACP	**P E A C E**

SYROPHENICIAN WOMAN

REGEK   _____

DREAUHTG   _____

OMWAN   _____

UNNACLE   _____

LIVED   _____

BARED   _____

DGOS   _____

SBMURC   _____

BLEAT   _____

LDRECHIN   _____

DISON   _____

SYROPHENICIAN WOMAN

REGEK	**GREEK**
DREAUHTG	**DAUGHTER**
OMWAN	**WOMAN**
UNNACLE	**UNCLEAN**
LIVED	**DEVIL**
BARED	**BREAD**
DGOS	**DOGS**
SBMURC	**CRUMBS**
BLEAT	**TABLE**
LDRECHIN	**CHILDREN**
DISON	**SIDON**

WIDOW OF NAIN

YCIT   _____

TEAG   _____

DDAE   _____

OTHMER   _____

PEEW   _____

DETOUCH   _____

RAISE   _____

RIBE   _____

LIVEREDED   _____

ORDL   _____

NOS   _____

WIDOW OF NAIN

YCIT	**CITY**
TEAG	**GATE**
DDAE	**DEAD**
OTHMER	**MOTHER**
PEEW	**WEEP**
DETOUCH	**TOUCHED**
RAISE	**ARISE**
RIBE	**BIER**
LIVEREDED	**DELIVERED**
ORDL	**LORD**
NOS	**SON**

GOSPELS

YARM   _____

RTAAHM   _____

ANNAJO   _____

MAGLENEDA   _____

USSNNAA   _____

MARTANSAI   _____

AANN   _____

WIWOD   _____

OTHMER   _____

REDAUGHT   _____

BETHESAIL   _____

GOSPELS

YARM	**MARY**
RTAAHM	**MARTHA**
ANNAJO	**JOANNA**
MAGLENEDA	**MAGDALENE**
USSNNAA	**SUSANNA**
MARTANSAI	**SAMARITAN**
AANN	**ANNA**
WIWOD	**WIDOW**
OTHMER	**MOTHER**
REDAUGHT	**DAUGHTER**
BETHESAIL	**ELISABETH**

GENESIS

VEE   _____

MARTA   _____

HEAL   _____

LACHER   _____

PAZILH   _____

AAGRH   _____

BREEKAH   _____

KERAHTU   _____

NATHASE   _____

NDHIA   _____

DERAHBO   _____

GENESIS

VEE	**E V E**
MARTA	**T A M A R**
HEAL	**L E A H**
LACHER	**R A C H E L**
PAZILH	**Z I L P A H**
AAGRH	**H A G A R**
BREEKAH	**R E B E K A H**
KERAHTU	**K E T U R A H**
NATHASE	**A S E N A T H**
NDHIA	**D I N A H**
DERAHBO	**D E B O R A H**

DEBORAH

PLMA REET   _____   _____

KABAR   _____

DOTHIPAL   _____

JUDDEG   _____

OMERTH   _____

WAHIGYSH   _____

IZON   _____

MHRAA   _____

OMWAN   _____

ESSTEHPOPR   _____

EELBTH   _____

DEBORAH

PLMA REET	**PALM TREE**
KABAR	**BARAK**
DOTHIPAL	**LAPIDOTH**
JUDDEG	**JUDGED**
OMERTH	**MOTHER**
WAHIGYSH	**HIGHWAYS**
IZON	**ZION**
MHRAA	**RAMAH**
OMWAN	**WOMAN**
ESSTEHPOPR	**PROPHETESS**
EELBTH	**BETHEL**

HULDAH

COLEGEL   _____

UMSHLLA   _____

ESSTEHPOPR   _____

HHKIILA   _____

JOHIAS   _____

JESARUMEL   _____

WIEF   _____

ANSWEERD   _____

GINK   _____

ORLD   _____

EENRIQU   _____

HULDAH

COLEGEL **COLLEGE**

UMSHLLA **SHALLUM**

ESSTEHPOPR **PROPHETESS**

HHKIILA **HILKIAH**

JOHIAS **JOSIAH**

JESARUMEL **JERUSALEM**

WIEF **WIFE**

ANSWEERD **ANSWERED**

GINK **KING**

ORLD **LORD**

EENRIQU **ENQUIRE**

SARAI

HOARAPH   _____

RAFI   _____

RAMAB   _____

WIEF   _____

NAITPYGE   _____

AAHGR   _____

OMWAN   _____

DEESCHLA   _____

MISSTSRE   _____

SAARH   _____

DDEESSPI   _____

SARAI

HOARAPH **PHARAOH**

RAFI **FAIR**

RAMAB **ABRAM**

WIEF **WIFE**

NAITPYGE **EGYPTIAN**

AAHGR **HAGAR**

OMWAN **WOMAN**

DEESCHLA **CHALDEES**

MISSTSRE **MISTRESS**

SAARH **SARAH**

DDEESSPI **DESPISED**

SARAH

HIRE   _____

CISAA   _____

AAABRHM   _____

SAAIR   _____

RESIST   _____

NAAANC   _____

MANOW   _____

AFITH   _____

TTEN   _____

GHEDLUA   _____

QUTEI   _____

SARAH

HIRE   **HEIR**

CISAA   **ISAAC**

AAABRHM   **ABRAHAM**

SAAIR   **SARAI**

RESIST   **SISTER**

NAAANC   **CANAAN**

MANOW   **WOMAN**

AFITH   **FAITH**

TTEN   **TENT**

GHEDLUA   **LAUGHED**

QUTEI   **QUIET**

HAGAR

ELDF   _____

MALEISH   _____

AIDM   _____

CCONEEVID   _____

SAAIR   _____

DDEESSPI   _____

ETIANGYP   _____

ANGLE   _____

TRAWE   _____

ITBUSM   _____

DILCH   _____

HAGAR

ELDF **FLED**

MALEISH **ISHMAEL**

AIDM **MAID**

CCONEEVID **CONCEIVED**

SAAIR **SARAI**

DDEESSPI **DESPISED**

ETIANGYP **EGYPTIAN**

ANGLE **ANGEL**

TRAWE **WATER**

ITBUSM **SUBMIT**

DILCH **CHILD**

NAOMI

ARMA   _____

KISMANN   _____

ANNTOI   _____

COUNREV   _____

AFMINE   _____

OTHMER   _____

SJUGED   _____

WIEF   _____

OPRAH   _____

LONMAH   _____

BETHELMEH   _____

NAOMI

ARMA	**M A R A**
KISMANN	**K I N S M A N**
ANNTOI	**A N O I N T**
COUNREV	**U N C O V E R**
AFMINE	**F A M I N E**
OTHMER	**M O T H E R**
SJUGED	**J U D G E S**
WIEF	**W I F E**
OPRAH	**O R P A H**
LONMAH	**M A H L O N**
BETHELMEH	**B E T H L E H E M**

ADULTEROUS WOMAN

CONNDEMED   _____

NOTES   _____

INS   _____

CAT   _____

ERSUSACC   _____

OMANW   _____

MOSSE   _____

BESSRIC   _____

SEESIPHAR   _____

EETPLM   _____

AWL   _____

ADULTEROUS WOMAN

CONNDEMED **CONDEMNED**

NOTES **STONE**

INS **SIN**

CAT **ACT**

ERSUSACC **ACCUSERS**

OMANW **WOMAN**

MOSSE **MOSES**

BESSRIC **SCRIBES**

SEESIPHAR **PHARISEES**

EETPLM **TEMPLE**

AWL **LAW**

SAMARITAN WOMAN

LEWL _____

FASTERH _____

WORHIPS _____

POTTWAER _____

CHARSY _____

HPEJOS _____

STTIRH _____

POHETRP _____

RUTTH _____

MESSHAI _____

MNE _____

SAMARITAN WOMAN

LEWL · · · **WELL**

FASTERH · · · **FATHERS**

WORHIPS · · · **WORSHIP**

POTTWAER · · · **WATERPOT**

CHARSY · · · **SYCHAR**

HPEJOS · · · **JOSEPH**

STTIRH · · · **THIRST**

POHETRP · · · **PROPHET**

RUTTH · · · **TRUTH**

MESSHAI · · · **MESSIAH**

MNE · · · **MEN**

PRISCILLA

YATIL   _____

ALIAQU   _____

EJW   _____

LAUP   _____

RAISY   _____

HEEPLR   _____

EPHESSU   _____

LLOOAPS   _____

OMER   _____

RINTHCO   _____

CHCHUR   _____

PRISCILLA

YATIL	**I T A L Y**
ALIAQU	**A Q U I L A**
EJW	**J E W**
LAUP	**P A U L**
RAISY	**S Y R I A**
HEEPLR	**H E L P E R**
EPHESSU	**E P H E S U S**
LLOOAPS	**A P O L L O S**
OMER	**R O M E**
RINTHCO	**C O R I N T H**
CHCHUR	**C H U R C H**

DORCAS

OAPPJ   _____

TAABITH   _____

YLADD   _____

DEASHW   _____

AMBERCH   _____

IDED   _____

WWIDOS   _____

PEEWING   _____

MSTRANGE   _____

READYP   _____

INSSAT   _____

DORCAS

OAPPJ   **JOPPA**

TAABITH   **TABITHA**

YLADD   **LYDDA**

DEASHW   **WASHED**

AMBERCH   **CHAMBER**

IDED   **DIED**

WWIDOS   **WIDOWS**

PEEWING   **WEEPING**

MSTRANGE   **GARMENTS**

READYP   **PRAYED**

INSSAT   **SAINTS**

MARY

AGLEN   _____

SSUEJ   _____

MANREG   _____

OSEPJH   _____

MEONSI   _____

WORDS   _____

YEGPY   _____

HAADDNMI   _____

RAGEBIL   _____

WDDGINE   _____

OTHERM   _____

MARY

AGLEN	**G L E A N**
SSUEJ	**J E S U S**
MANREG	**M A N G E R**
OSEPJH	**J O S E P H**
MEONSI	**S I M E O N**
WORDS	**S W O R D**
YEGPY	**E G Y P T**
HAADDNMI	**H A N D M A I D**
RAGEBIL	**G A B R I E L**
WDDGINE	**W E D D I N G**
OTHERM	**M O T H E R**

LEAH

BENEUR   _____

JABOC   _____

ALNAB   _____

HEARS   _____

FIWE   _____

LEARCH   _____

HANDI   _____

DREEL   _____

PHAILZ   _____

FIRBORNST   _____

DUOLVEN   _____

LEAH

BENEUR	**R E U B E N**
JABOC	**J A C O B**
ALNAB	**L A B A N**
HEARS	**A S H E R**
FIWE	**W I F E**
LEARCH	**R A C H E L**
HANDI	**D I N A H**
DREEL	**E L D E R**
PHAILZ	**Z I L P A H**
FIRBORNST	**F I R S T B O R N**
DUOLVEN	**U N L O V E D**

RHODA

RODO   _____

TEAG   _____

KEDONCK   _____

PTREE   _____

OIVEC   _____

AGELN   _____

PIRSON   _____

MESAJ   _____

PEECA   _____

PENOED   _____

RHODA

RODO	**DOOR**
TEAG	**GATE**
KEDONCK	**KNOCKED**
PTREE	**PETER**
OIVEC	**VOICE**
AGELN	**ANGEL**
PIRSON	**PRISON**
MESAJ	**JAMES**
PEECA	**PEACE**
PENOED	**OPENED**

JOCHEBED

ETSABK   _____

SSEMO   _____

MMIIRA   _____

LINE   _____

UNDERS   _____

HDI   _____

RONAA   _____

LAVES   _____

REETH   _____

AMMRA   _____

HILCD   _____

JOCHEBED

ETSABK **BASKET**

SSEMO **MOSES**

MMIIRA **MIRIAM**

LINE **NILE**

UNDERS **NURSED**

HDI **HID**

RONAA **AARON**

LAVES **SLAVE**

REETH **THREE**

AMMRA **AMRAM**

HILCD **CHILD**

QUEEN OF SHEBA

SOONOLM   _____

DOMSIW   _____

ORLD   _____

FEAM   _____

ROVPE   _____

UETQIONSS   _____

SSICEP   _____

CLAMES   _____

REATH   _____

AARELPP   _____

OUHSE   _____

QUEEN OF SHEBA

SOONOLM	**S O L O M O N**
DOMSIW	**W I S D O M**
ORLD	**L O R D**
FEAM	**F A M E**
ROVPE	**P R O V E**
UETQIONSS	**Q U E S T I O N S**
SSICEP	**S P I C E S**
CLAMES	**C A M E L S**
REATH	**H E A R T**
AARELPP	**A P P A R E L**
OUHSE	**H O U S E**

JEZEBEL-REVELATION

THYTIARA   _____

ONMAW   _____

POPHETSSER   _____

SOLID   _____

PERTEN   _____

DRENCHIL   _____

DEUCES   _____

ICKDEBS   _____

LAUTDREY   _____

CHEAT   _____

SEDED   _____

JEZEBEL-REVELATION

THYTIARA	**THYATIRA**
ONMAW	**WOMAN**
POPHETSSER	**PROPHETESS**
SOLID	**IDOLS**
PERTEN	**REPENT**
DRENCHIL	**CHILDREN**
DEUCES	**SEDUCE**
ICKDEBS	**SICKBED**
LAUTDREY	**ADULTERY**
CHEAT	**TEACH**
SEDED	**DEEDS**

WOMAN DRESSED IN SCARLET

LOATHRS   _____

TRAWE   _____

LAPHEMBSY   _____

HEART   _____

SKING   _____

WEIN   _____

BASTE   _____

PALERS   _____

TERYYSM   _____

HERMOT   _____

MARTSRY   _____

WOMAN DRESSED IN SCARLET

LOATHRS   **HARLOTS**

TRAWE   **WATER**

LAPHEMBSY   **BLASPHEMY**

HEART   **EARTH**

SKING   **KINGS**

WEIN   **WINE**

BASTE   **BEAST**

PALERS   **PEARLS**

TERYYSM   **MYSTERY**

HERMOT   **MOTHER**

MARTSRY   **MARTYRS**

EVE

DEEN   _____

OGD   _____

TEER   _____

RIFTU   _____

MADA   _____

INCA   _____

BALE   _____

REPENTS   _____

MOWAN   _____

THES   _____

DANGER   _____

EVE

DEEN	**E D E N**
OGD	**G O D**
TEER	**T R E E**
RIFTU	**F R U I T**
MADA	**A D A M**
INCA	**C A I N**
BALE	**A B E L**
REPENTS	**S E R P E N T**
MOWAN	**W O M A N**
THES	**S E T H**
DANGER	**G A R D E N**

LOT'S WIFE

ANGLES   _____

ROAZ   _____

LAST   _____

PLLIAR   _____

JSSEU   _____

DOOMS   _____

HDAN   _____

HINDBE   _____

RIFE   _____

DERAIN   _____

LOT'S WIFE

ANGLES   **A N G E L S**

ROAZ   **Z O A R**

LAST   **S A L T**

PLLIAR   **P I L L A R**

JSSEU   **J E S U S**

DOOMS   **S O D O M**

HDAN   **H A N D**

HINDBE   **B E H I N D**

RIFE   **F I R E**

DERAIN   **R A I N E D**

RACHEL

DOLVE   _____

BARNER   _____

JABOC   _____

UTRH   _____

HOSEPJ   _____

JAMINNBE   _____

EVENS   _____

DOIL   _____

GYERUNO   _____

HEAL   _____

ALNAB   _____

RACHEL

DOLVE	**L O V E D**
BARNER	**B A R R E N**
JABOC	**J A C O B**
UTRH	**R U T H**
HOSEPJ	**J O S E P H**
JAMINNBE	**B E N J A M I N**
EVENS	**S E V E N**
DOIL	**I D O L**
GYERUNO	**Y O U N G E R**
HEAL	**L E A H**
ALNAB	**L A B A N**

REBEKAH

CAAIS   _____

SEAU   _____

BOCAJ   _____

BARNER   _____

CALMES   _____

RINDK   _____

LESTRACEB   _____

ALBAN   _____

DOLG   _____

VILA   _____

VASTERN   _____

REBEKAH

CAAIS	**ISAAC**
SEAU	**ESAU**
BOCAJ	**JACOB**
BARNER	**BARREN**
CALMES	**CAMELS**
RINDK	**DRINK**
LESTRACEB	**BRACELETS**
ALBAN	**LABAN**
DOLG	**GOLD**
VILA	**VAIL**
VASTERN	**SERVANT**

LYDIA

RUPPLE   _____

RAPRYE   _____

IVERRIDES   _____

MINENPROT   _____

BAPDIZET   _____

OUSEH   _____

FULFAITH   _____

PEERDDSUA   _____

THYTIARA   _____

RELLES   _____

LYDIA

RUPPLE	**PURPLE**
RAPRYE	**PRAYER**
IVERRIDES	**RIVERSIDE**
MINENPROT	**PROMINENT**
BAPDIZET	**BAPTIZED**
OUSEH	**HOUSE**
FULFAITH	**FAITHFUL**
PEERDDSUA	**PERSUADED**
THYTIARA	**THYATIRA**
RELLES	**SELLER**

ACTS

LAIDY   _____

SILLADRU   _____

RAMY   _____

CORDAS   _____

PRICSAILL   _____

BRNIECE   _____

HODRA   _____

BITTAAH   _____

IADAMRS   _____

ACTS

LAIDY	**LYDIA**
SILLADRU	**DRUSILLA**
RAMY	**MARY**
CORDAS	**DORCAS**
PRICSAILL	**PRISCILLA**
BRNIECE	**BERNICE**
HODRA	**RHODA**
BITTAAH	**TABITHA**
IADAMRS	**DAMARIS**

NOTES